UNE LETTRE

DE

GUY PATIN

À

JEAN BEVERWYCK

Médecin hollandais,

ET

RÉPONSE DE CE MÉDECIN

———————◆———————

PARIS

IMPRIMERIE CHAIX

IMPRIMERIE ET LIBRAIRIE CENTRALES DES CHEMINS DE FER

SOCIÉTÉ ANONYME

Rue Bergère, 20, près du boulevard Montmartre

1883

UNE LETTRE

DE

GUY PATIN

À

JEAN BEVERWYCK

Médecin hollandais

ET

RÉPONSE DE CE MÉDECIN

328

———◆———

PARIS

IMPRIMERIE CHAIX

IMPRIMERIE ET LIBRAIRIE CENTRALES DES CHEMINS DE FER

SOCIÉTÉ ANONYME

Rue Bergère, 20, près du boulevard Montmartre

1883

UNE LETTRE

DE

GUY PATIN

Plusieurs fois déjà, j'ai parlé, dans cette *Revue*, de Guy Patin;
j'y ai surtout déchargé ma bile sur les éditions anciennes et
modernes des *Lettres*, où ce Croquemitaine des chirurgiens-
barbiers et des antimoniaux a si largement épanché la sienne,
éditions dont les sottes et innombrables fautes de toute nature
en déshonorent le texte et en font quelque chose d'assez sem-
blable aux petits livrets populaires imprimés à Troyes, au siècle
dernier, par les Baudot et les Oudot. A la curiosité qui m'avait
guidé d'abord dans l'examen de ces monuments de l'impéritie
tant des imprimeurs que des éditeurs, se joignit bientôt un vif
désir de venger l'auteur ainsi maltraité. Mais comme je ne me
sentais pas en mesure de le faire moi-même avec succès, j'en
appelai à quelque réparateur armé, à cet effet, de toutes pièces,
c'est-à-dire de toutes les connaissances nécessaires pour bien
comprendre, éclaircir et annoter un auteur qui réclame à chaque
page un pareil secours. Ce réparateur est encore à venir. Ce
n'est pas que j'aie un culte pour Guy Patin, ni que je pousse les
gens à venir à l'offrande; l'homme en soi n'est pas adorable;
c'est à peine si, après avoir lu et relu ses lettres, on viendrait
à bout seulement de l'aimer; il y a autour de lui trop
d'épines et en lui trop d'égoïsme; mais c'est un écrivain ori-
ginal par excellence, dont la langue est pleine d'agréables
surprises et surtout d'une clarté qu'on ne rencontre pas toujours même dans les bons écrivains de ce grand siècle.

Un illustre auteur, illustre, dis-je, dans l'acception la plus
rigoureuse du mot, et non dans le sens complimenteur et banal
où on le prend aujourd'hui, a dit de Guy Patin « qu'il donna,

sans s'en douter, le premier modèle des lettres simples, naturelles, écrites non plus à des indifférents pour leur faire les
honneurs de son esprit, mais à des amis pour le plaisir de
s'épancher, par un auteur qui n'a souci ni du style, ni des orne-
ments, et qui ne met dans ses lettres, comme il le dit lui-même
(lettre CLXXXIV), ni Phébus. ni Balzac » (1).

Il semblera téméraire, sans doute, d'ajouter quelque chose à
un jugement si vrai et exprimé avec une si admirable conci-
sion ; toutefois, il resterait à faire voir avec quelque étendue ce
que Guy Patin a mis dans son style, autre que du Phébus et du
Balzac, et comment avec toute sa simplicité il abonde en images
pleines de relief et de force, et en expressions véritablement de
génie. J'en ai relevé quantité dans mes lectures réitérées de ses
lettres, non sans admirer combien l'homme, sous l'empire de
préjugés incurables, comme le fut Guy Patin, et dont tous les
penchants sont à médire ou à maudire, peut trouver d'éloquence
dans ces sources infectées, et, par cette éloquence, arriver quel-
quefois à nous rendre complices de sa malignité.

Je dois à l'amitié et à l'obligeance du savant docteur Cusco,
à ce bibliophile délicat et de fin goût, la communication des
deux lettres qui suivent. Elles sont contenues (p. 152 à 171) dans
un tout petit livre imprimé chez les Elzevirs, en 1641, d'assez
piètre mine sous son enveloppe de carton couleur de tuile,
mais dans l'attente d'un bel habit de maroquin, qui le rendra
digne de figurer dans la superbe *tannerie* où il est appelé à
prendre sa place. Il a pour titre : *Joh. Beverovicii Exercitatio
in Hippocratis aphorismum de Calculo*, et est dédié à Saumaise.
Il va sans dire que ces lettres sont en latin, et qu'on n'en donne ici
que la traduction. Elles sont précédées toutes deux d'un court
sommaire rédigé par Beverwyck lui-même. La première, celle de
Guy Patin, porte la date du 14 des calendes d'août (19 juillet)
1640, et la réponse de Beverwyck la date du 3 des calendes du
même mois (30 juillet) et de la même année. Dans la lettre CLXI,
adressée à Ch. Spon, le 5 février 1643, Guy Patin s'exprime
ainsi : « Pour le livre de Beverovicius, intitulé *Exercitatio*,
etc., etc., je l'ai céans, il y a longtemps. C'est une réponse à

(1) *Histoire de la littérature française*, par M. Désiré Nisard, t. III, p. 415,
in-12, 8e édition.

Saumaise, *in cujus fine leguntur aliquot epistolæ*, entre lesquelles il y en a une de votre M. Meyssonier, et une aussi de
moi. L'auteur est de mes amis, qui a mis là-dedans une de
mes épîtres sans que j'en susse rien. »

Guy Patin perd la mémoire ou ne dit pas sciemment la
vérité, car Beverwyck, tout à la fin de sa réponse, lui dit
nettement qu'il va publier sa lettre. En tout cas, Guy Patin
devait savoir que ce genre d'indiscrétion, était déjà de son
temps, consacré par l'usage, et il avait alors assez de réputation
à Paris et à l'étranger pour au moins se douter qu'il ne serait
pas dérogé pour lui à cette coutume, par un homme qui aimerait
naturellement à se parer de lui.

SOMMAIRE

Les médicaments qu'on a sous la main et qui sont de préparation facile,
sont préférables aux exotiques. — De ce qu'un rein est obstrué, ils ne
s'ensuit pas toujours que l'autre cesse ses fonctions. Exemple de rein
pourri et gangrené.

A Jean BEVERWYCK, noble homme et médecin de Dordrecht,
GUY PATIN, docteur-médecin de Paris, salut.

Un jeune homme de Dordrecht, érudit et plein de candeur,
vint me voir il y a quelque temps, et me salua très gra-
cieusement de votre part. Il me parla de vous en de tels
termes qu'il n'eut pas de peine à augmenter mon affection
pour vous, et que je n'eus pas de cesse de vous en écrire,
vous priant de vouloir bien à votre tour me donner quelque
marque de votre bienveillance. Je me réjouis fort d'entrer en

correspondance avec vous (1) dont la réputation est venue jusqu'à moi, et de vous faire savoir que j'ai lu vos ouvrages. On me les avait apportés ici depuis longtemps. Ils sont dans ma bibliothèque ; je les ai montrés avec empressement à votre jeune compatriote, le dernier reçu principalement, *de Calculo*, que je n'ai pas quitté avant de l'avoir lu d'un bout à l'autre (2). Il m'a paru très savant et digne d'être toujours dans les mains de quiconque s'adonne à la médecine, aujourd'hui surtout où j'ignore par quelle fatalité il y a tant de gens affligés de la pierre, et parmi eux presque tous les gens de lettres. En est-il un exemple plus considérable que votre Érasme, cet homme si véritablement ἐρχσμιος (aimable), ce prince de la littérature et de la meilleure, qui, dans ses lettres charmantes, se p'aint tant de fois de cette cruelle et maudite maladie qu'il appelle à bon droit son bourreau ? (3) D'autres exemples en sont aussi rapportés par notre illustrissime de Thou, le très digne auteur de l'histoire de son temps, dans ses éloges de Claude du Puy, de Jean Heurnius et d'autres encore (4). Mais ce qui m'a plu davantage dans

(1) Guy Patin, je crois, s'en tint à cette lettre d'ouverture, car on ne voit pas qu'il ait été plus avant. La réponse de Beverwyck était pourtant assez intéressante pour valoir une réplique, mais cette réplique ne fut pas donnée, sans quoi Beverwyck n'eût pas manqué de la publier comme il a publié la lettre. C'est que dans la réponse du médecin hollandais il est un point qui dut faire dresser l'oreille au médecin français, et le choquer plus que les marques de respect et de déférence, dont il y est en même temps l'objet, ne durent le séduire. Beverwyck fait honneur aux chimistes de quelques essais heureux dans l'art d'extirper la pierre, et il ajoute aussitôt qu'il marche sur leurs traces. On connaît les sentiments de Guy Patin pour les chimistes : faire l'éloge de ces réprouvés, et, par-dessus le marché, convenir naivement qu'on suit leurs pratiques, n'était pas le moyen de l'engager à pousser plus loin une correspondance où il serait sans doute question d'eux plus d'une fois, et où il lui aurait coûté trop d'efforts pour en parler avec courtoisie à leur partisan.

(2) *De Calculo renum et vesicæ liber singularis, cum epistolis et consultationibus magnorum virorum. Lugd. Bat. apud Elzevirum,* 1638, *in-12.*

(3) *Sed cogor edictis tyranni sævissimi parere. Cujus, inquies ? Longe Mezentio et Phalaride crudelioris ; calculus illi nomen est.* Œuvres d'Érasme, t. I, *ep.* 20, *lib.* XVIII, *col.* 725. Londres, 1642, f°. — *Ubi sum factus paulo firmior, aperuit se calculus qui latuerat in insidiis. Eum ejeci, sed cum summa vitæ desperatione. Ibid, ib. lib.* XVIII, *ep.* 30, *col.* 798.

(4) Voyez les *Eloges des hommes savants tirés de M. de Thou,* par Antoine Tessier, 4 vol. in-12. Il y est dit de Claude du Puy « qu'il se forma dans ses reins un grand amas de pierres comme un rocher, qui causa sa

votre livre, est l'agréable rencontre que j'y ai faite du nom du clarissime Gabriel Naudé (5), mon très cher ami, nom qui y est enchâssé comme une perle en son chaton. Je suis tout joyeux que vous ayez parlé de ce personnage auquel je suis attaché depuis longtemps par les liens de la plus étroite et sincère amitié, qui pendant son long séjour en Italie, a daigné s'occuper de moi jusqu'à me combler de toutes sortes de bons offices, et qui non seulement m'a souvent écrit des lettres remplies d'érudition, mais qui encore m'a envoyé ses excellents ouvrages desquels ce favori des Muses me faisait présent. Il en est un qui vaut pour moi tous les autres, c'est son traité *de Studio militari* récemment publié (6), approuvé

mort à quarante-quatre ans », et d'Heurnius, médecin d'Utrecht, et élève de Jean Duret, professeur royal à Paris « qu'il fut tourmenté de la pierre pendant trois ans, et qu'il en mourut à cinquante-huit. »

(5) Gabriel Naudé, né à Paris le 1er ou le 2, ou le 3 février 1600 (on n'est pas d'accord sur le quantième), mourut à Abbeville le 30 juillet 1653. Il fut pendant six ans le *bon ami* de Guy Patin qui le pleura longtemps et amèrement. Cette amitié avait commencé l'an 1620, alors qu'ils prenaient ensemble des leçons de médecine sous René Moreau. Quatre ans après, Naudé faisait un premier voyage en Italie, au retour duquel il publia son *Apologie pour les personnages faussement accusés de magie.* Sur la fin de 1630, il alla à Rome avec le cardinal Bagni où il fut pendant douze ans bibliothécaire de cette Éminence. Bagni étant mort, Naudé passa en la même qualité au service du cardinal Barberini, neveu du pape. Il n'y demeura guère e revint à Paris le 10 mars 1642, appelé, dit-on, par Richelieu qui voulait l'attacher à sa personne et l'engager à écrire son histoire. Il est dommage que la mort de Richelieu ait mis fin aux pourparlers entamés à cet effet. Nous y avons perdu sans doute une histoire du grand cardinal, écrite, pour ainsi dire, sous sa dictée, par un homme dont l'indépendance de caractère consistait dans une sorte de scepticisme dissolu, et qui n'avait pas plus de préjugés politiques que religieux. « Il était, dit G. Patin, de la religion de son profit et de sa fortune... et faisait grand état de Tacite et de Machiavel » (Let. CCCLI). Et G. Patin le connaissait autant qu'il se connaissait soi-même. « Je fis l'an passé, dit-il encore, le voyage de Chantilly avec M. Naudé, moi seul avec lui et tête à tête ; il n'y avait point de témoins, aussi n'en fallait-il point. Nous y parlâmes fort librement de tout, sans que personne en ait été scandalisé » (Let. CCCLXII). Richelieu mort, Mazarin proposa à Naudé de le prendre pour bibliothécaire. Naudé accepta et servit très fidèlement jusqu'à sa mort cette troisième Éminence, objet de la haine endiablée de son bon ami G. Patin.

(6) *Naudei* (Gabr.) *Syntagma de studio militari ad illustris imum juvenem Ludovicum ex comitibus Gaudiis a Balnea ; Romæ,* 1637, in-4° de 912 pages, sans compter 26 autres non numérotées, et comprenant un avis au lecteur, une ode à la louange de l'auteur et une table analytique des matières. Ce traité a été écrit à la prière du comte *Luigi dei Bagni,* et lui est dédié. Le comte était fils du marquis de Montebello et neveu du cardinal Bagni, duquel Naudé comme on vient de le voir, était alors bibliothécaire. Ayant écrit pour cette

par tous les savants, et surtout par Nicolas de Bourbon (7),
ex-professeur royal en grec, très excellent juge de' ce genre
d'écrits. Dès que ce véritable ami des lettres et des lettrés eut
lu les premières lignes de ce traité qui m'avait été envoyé et
que je lui avais recommandé, il ne put s'empêcher d'en faire

Éminence sa dissertation *de Imperiorum arcanis,* c'est-à-dire *ses Considérations
politiques sur les coups d'État,* un traité *de Studio liberali* pour le comte Fabbrizzio,
frère puîné du comte Luigi, enfin pour le marquis de Montebello une ˜spèce
de tableau, *gentis seriem,* des membres de sa famille qui s'étaient distingués
depuis sept cents ans dans la profession des armes, Naudé n'avait pu se refuser
à écrire pour le comte Luigi, qui exerçait cette profession, un livre qui en
exposât tout le mécanisme dans les temps modernes, et tous les devoirs. Il dit
tout cela dans sa préface (p. 2), où il s'excuse également d'avoir été peu
préparé par ses études habituelles à un pareil travail. Ce travail n'en est pas
moins extrêmement curieux, et il y a lieu d'être surpris que la traduction n'en
ait pas tenté quelque ancien militaire lettré, dans le calme d'une retraite
inoccupée. Naudé y a déployé une érudition considérable et variée, quoique
un peu prolixe; mais il s'y montre bien renseigné sur l'état de la milice en
Occident, aux xvie et xviie siècles. Un certain Arion Nolugi, dans un distique
placé à la fin de la table, exprime assez heureusement l'association des deux
principaux éléments qui ont concouru à l'exécution de ouvrage :

> Quæ castris Pallas studiis præest alma Minerva ,
> Præsidet in chartis utraque juncta suis.

(7) Nicolas de Bourbon, dit le *Jeune,* pour le distinguer de Nicolas de Bourbon,
dit l'*Ancien,* son oncle, et auteur, comme lui de poésies latines. Il fut nommé
en 1611 à la chaire de grec au Collège royal, et la quitta en 1620, pour entrer
à l'Oratoire. Il mourut le 6 août 1644. « C'était, dit le *Ménagiana,* t. I, p. 315
un grand homme sec qui aimait le bon vin ; c'est ce qui lui faisait dire
que, lorsqu'il lisait des vers français, il lui semblait boire de l'eau. Il avait
cela de singulier que, lorsqu'on l'invitait à dîner, il ne fallait pas l'en prier
la veille, ce qui l'eût empêché de dormir. Il fallait le prier et l'aller prendre
chez lui le jour même. » Il a laissé un volume de poésies et autres écrits en
prose, intitulé : *Opera omnia ; poemata, orationes.* etc., qui eut trois éditions,
1630, 1651 et 1654, in-12. C'est dans celle de 1651 que parut la première fois
et après sa mort, l'épigramme sur le *de Studio militari,* dont il est ici question. Il est à remarquer que Guy Patin en parle sans en faire l'éloge, se
bornant à dire que Bourbon excellait dans ce genre de poésies. On ne le croi-
rait pas à lire cette épigramme qui est assez terne et que voici (Voyez la
p. 180 de l'*Appendix* de dite édition) :

> Miretur Latium quas vir sermone latino
> Romulea chartas Gallus in urbe dedit ;
> Cernat inexhaustæ quam larga scientia mentis,
> Ausoniis quantas advena portet opes.
> Miror ego hæc eadem, ceu solo dissitus axe
> In Tyberim socias Sequana volvat aquas.
> Et me docta capit Naudæi pagina. Verum
> Quam præstat res est prodigiosa magis,
> Romam Marte satam, Romanos Martis alumnos
> Quando is Martis opus, militiamque docet.

le plus grand éloge et de lui donner son approbation entière. Il fit une épigramme, genre dans lequel il excelle, à la louange de Naudé, épigramme dont je fis incontinent passer une copie à mon ami à Rome. J'ai entendu le très illustre et très noble Hugues Grotius, ambassadeur de Suède près du roi Très Chrétien, et l'admiration du monde par sa rare érudition, porter sur cet ouvrage un jugement plein de sagacité (8). Le professeur royal en médecine, René Moreau, jadis mon précepteur (9), aujourd'hui mon collègue, et que j'appellerais volontiers une bibliothèque ambulante, l'a lu également, et approuvé avec cette vivacité d'esprit qui le caractérise à un si haut degré. Bref, il n'est personne qui n'admire ce livre à cause de sa prodigieuse polymathie et de la science profonde qu'on remarque à toutes les pages. A cet homme donc de tant de doctrine, votre bon ami et le mien, je souhaite les années de Nestor avec une santé constante, afin qu'il continue à être l'honneur des lettres, et l'ornement de la médecine qu'il connaît très bien. Mais cet esprit si vaste, et né pour tout ce qui est beau, ne saurait se renfermer dans les limites d'une science qui, comme la médecine, embrasse pourtant déjà tant de choses et a une si grande étendue. C'est pourquoi il est dès ce temps-ci, et au grand étonnement des cardinaux et des princes italiens, considéré comme une encyclopédie universelle, et comme propre à recevoir tous les genres de culture.

(8) Grotius était plus compétent que Nicolas de Bourbon pour juger le livre de Naudé, et il est regrettable que Guy Patin ne soit pas entré, à cet égard, en quelques détails.

(9) Il n'est pas de médecins qui ne connaissent la vie et les écrits du célèbre René Moreau. Il convient de m'abstenir d'en parler et pour cette raison, et parce que je n'ai rien à dire de nouveau sur ce personnage. Il fut en effet le *preceptor* de Guy Patin (v. not. 5), c'est-à-dire qu'il lui donna des leçons particulières en 1620, époque à laquelle il n'était pas encore docteur agrégé à la Faculté de médecine. Quelques médecins qui étaient dans le même cas que lui, et dont la clientèle avait des bornes trop étroites pour qu'ils y vécussent à leur aise, ne dédaignaient pas de donner des leçons de ce genre à de jeunes étudiants en médecine, et ces leçons étaient payées. C'est ainsi qu'on voit Guy Patin indiquer à Falconet ce qu'il doit donner à M. Le Sanier pour les leçons que Noël Falconet, son fils, avait reçues de ce médecin : « *Pro* διδάκτρον, dit-il, *domini praeceptoris*, je suis d'avis de l'aller voir demain avec Noël, et de lui donner de votre part dix louis d'or » (Let. DXXVII). Il y avait en outre des répétiteurs, et à celui sous lequel le jeune Falconet avait étudié Guy Patin, suivant le conseil de M. Le Sanier, donna dix-huit francs (*Ibid.*).

Je reviens, et passant du livre de Naudé au vôtre *de Calculo* (10); je ne puis, croyez-moi, le louer assez pour le profit
qu'en retireront tout ensemble les médecins pratiquant et les
malades de la pierre. Je vous engage donc, très illustre Beverwyck, à ajouter par vos savantes études à la gloire de notre
art, comme aussi à le rendre invulnérable aux calomnies des
vendeurs d'orviétan et des charlatans de la secte de Paracelse (11). Par là, non seulement vous vous concilierez la faveur
des gens de bien, mais vous rendrez votre nom fameux dans
toute l'étendue du monde habité.

J'ai su encore de votre jeune homme que vous vous prépa-
riez à publier un ouvrage sur les plantes et les médicaments
indigènes (12). Je lui en fis voir un autre du même genre
écrit en français, et dont je vous envoie le titre (13). Si vous
pensez que cet ouvrage puisse vous être bon à quelque chose,
servez-vous-en comme s'il était à vous ; vous me ferez plaisir.
Si, par celui que vous préparez, vous démontrez que les médecins n'ont pas besoin de faire venir leurs médicaments des
extrémités de la terre, et qu'ils ont assez de ceux qu'on trouve
à sa porte pour guérir les maladies, vous aurez fait une œuvre
excellente, tout à fait digne de votre génie, et extrêmement
utile dans la pratique de notre art.

(10) Voy. les notes 2 et 6.

(11) Guy Patin ne manque guère d'invectiver contre Paracelse dans tout le
cours de sa correspondance et de le traiter à l'égal des antimoniaux. Selon
lui, Paracelse n'avait jamais été qu'un imposteur (Let. CCLII). « Avez-vous
ouï dire, écrit-il à Falconet (Let. CCCCXXXIV), que la Paracelse s'imprime
à Genève en quatre volumes in-folio ? Quelle honte qu'un si méchant livre
trouve des presses et des ouvriers !... J'aimerais mieux qu'on eût imprimé
l'Alcoran qui n'est pas si dangereux et qui au moins ne tromperait pas tant
de monde. La chimie est la fausse monnaie de notre métier. Je voudrais
que, pour le bien public, elle fut aussi bien défendue que les faux quarts
d'écus. » Il y a peu de tyrans comparables à cet ami de l'indépendance, et
qui mettait toute son étude à sauvegarder la sienne. Il ne parle que de
défendre ceci ou cela qui gênait et effrontait ses préjugés, et s'il ne parle
pas de faire pendre les affronteurs, on voit bien que si l'on en pendait un
ou deux par-ci par-là, il ne regretterait pas la corde.

(12) C'est l'ouvrage intitulé Αὐτάρχεια *Bataviæ, sive introductio ad medi-
cinam indigenam*, publié à Leyde pour la première fois en 1644, in-12.

(13) Je crois qu'il s'agit ici d'un livre d'Antoine Mizauld, précisément désigné
quelques lignes plus bas, et traduit du latin en français par André Caille.
Voir la note qui suit.

Courage donc ; ne vous lassez pas, à l'honneur des sciences médicales et pour contribuer à leurs progrès, de faire usage des talents où vous vous montrez supérieur. Tel autrefois fut à peu près le but que s'était proposé le savant Antoine Mizauld, de Montluçon, dans son *Hortus medicus et auxiliaris* (14), où il décrit plusieurs remèdes εὐποριστα et de préparation facile, et qui affranchissent le peuple de la tyrannie des apothicaires. Ces messieurs croient que les meilleurs remèdes sont ceux qui sont le plus cher ; mais on peut à bon droit leur opposer ces vers d'Hésiode (15) :

Νήπιοι οὐδ'ἴσασιν ὅσῳ πλέον ἥμισυ παντὸς
Οὐδ'ὅσον ἐν μαλάχῃ τε καὶ ἀσφοδέλῳ μεγ'ὄνειαρ

« Les insensés : ils ne savent pas combien la moitié vaut
» mieux que le tout, ni quel grand bien gît dans la mauve et
» l'asphodèle. »

Courage donc, et si je puis vous être de quelque secours, je ferai tous mes efforts pour que vous n'ayez rien à regretter du côté de mon zèle et de mon affection. Au reste, je vous envoie mon portrait en stipulant, suivant l'usage, que vous m'enverrez le vôtre, lequel je tiendrai pour un présent considérable de l'homme qui sera pour moi un modèle.

Adieu, cher Beverwyck, aimez toujours celui qui ne cessera d'être tout à vous.

GUY PATIN, de Beauvais,
docteur médecin de Paris.

Paris, le 14 des Calendes d'août 1640.

---

(14) Le titre exact est *Alexikepus, seu auxiliaris hortus, extemporanea morborum remedia ex singulorum viridariis facile comparanda. Ad hæc Dioclis Caristii epistola ad Antigonum de tuenda valetudine per hortensia.* Paris, Fed. Morel 1565, in-8°. Le même ouvrage fut réimprimé ensuite à Cologne, en 1576, in-8°, sous ce titre un peu différent : *Alexikepus, seu auxiliaris et medicus hortus rerum variarum et secretorum remediorum accessione locupletatus.* André Caille qui le traduisit y mit pour titre : *le Jardin medicinal, enrichi de plusieurs et divers remèdes secrets.* J. Lertout, 1578, in-8°. M. Reveillé-Parise, dans son édition des Lettres du Guy Patin. (t. I, p. 229), a fait contre son habitude une note sur Mizauld, qui est assez sobre et ne dit à peu près que ce qu'il fallait dire. Le lecteur peut s'y reporter.

(15) Ces vers sont les 41 et 42 des Ἔργα καὶ ἡμέραι de l'édition de Grevius, in-8°.

P. S. Après la lecture de votre traité *de Calculo* (v. note 2), il m'est resté quelques scrupules que je vous prie de dissiper.

Quel est l'ouvrage que vous avez écrit *De sanitate tuenda ?* (16). J'ai vu deux éditions, in-8° et in-4°, du livre *De fatali vitæ termino* (17) ; j'ai vu l'*Idea medicinæ veterum ex non medicis* (18) ; mais le *De sanitate tuenda* je ne l'ai ni vu, ni n'en ai ouï parler.

Qu'avez-vous écrit contre Montaigne (19) que jadis Juste Lipse, l'honneur et l'ornement de votre Belgique, appelait le Thalès français, pour la défense de la médecine qu'il avait voulu déconsidérer ? Je ne sais rien non plus du livre où vous avez fait cette critique.

Quant à ce que vous rapportez dans votre traité *De calculo*, p. v et vi, touchant le *consensus* des reins ou affection morbide et simultanée de l'un et l'autre rein, entre les nombreux exemples relevés par moi dans les livres de médecine qui détruisent ce *consensus*, et renversent l'opinion à cet égard

(16) Ce traité est écrit en hollandais comme Beverwyck l'indique dans sa réponse où il le désigne sous le titre de *Thesaurus sanitatis*. Niceron (t. IX, p. 110) traduit : le *Trésor des Sains*.

(17) *Epistolica questio de vitæ termino fatali an mobili? cum doctorum responsis.* Dordrechtii 1634. in-8°. Ce recueil contient deux parties qui sont suivies d'une troisième *Accedit seorsim nobilissimæ ac doctissimæ virginis Annæ Mariæ a Schurman de eodem argumento Epistola*, etc. Le frontispice de ce recueil représente une femme assise, le giron chargé de livres, couronnée d'olivier, si je ne me trompe, adossée à des rideaux soutenus en haut d'une main par deux femmes dont l'une tient un rouleau de l'autre main, et sa compagne une palette. En haut et en bas de cette image, on lit : *Virgo Dordracena libros non liberos parit*, galanterie hollandaise qui indique que nous avons sous les yeux l'image d'Anne-Marie Schurman. L'édition in-4°, est de Leyde, 1651.

(18) *Idea medicinæ veterum ex non medicis. Lugd. Bat.* 1637. in-8°.

(19) L'écrit de Beverwyck contre Montaigne a pour titre : *Montanus* ἐλεγχόμενος, *sive refutatio argumentorum quibus medicinæ necessitatem impugnat. Dordrechtii,* 1634 in 8°. C'est une lettre adressée à Jacques Crucius. Imprimée depuis en 1644 à la suite du *Medicinæ encomium* du même auteur, elle y a 16 pages non numérotées, y compris une lettre préliminaire adressée à Erycius Puteanus. Voici le passage où Beverwyck prétend démontrer que Montaigne ne méritait pas l'honneur d'être qualifié comme l'a fait Juste-Lipse (a) :

« J'ai remarqué qu'il y avait dans les écrits de Montaigne ce qu'Homère disait être dans les médicaments égyptiens, savoir πολλὰ μὲν ἐσθλὰ μεμιγμένα πολλὰ δὲ λυγρὰ, (*Odyssée*, iv, v. 230) » beaucoup de bons mélanges mais aussi beaucoup de mauvais » ; de sorte que cet écrivain ne mérite pas, au

(a) Dans sa lettre à Théodore Lewius, la 43° de la 1re Centurie, de l'édition de Plantin, Anvers, 1601. in-4°.

de Louis Duret, de Forest, de Riolan (20) et d'autres encore, il en est un dont je fus témoin l'année dernière, et qui mérite selon moi d'être connu de vous. Un très noble et excellent personnage, Jacques Miron, président des Enquêtes (21), d'une constitution délicate et d'une santé débile, fut atteint au commencement de février, d'une fièvre continue qui, par suite de la rupture d'un abcès dans le mésentère, étant accompagnée d'autres symptômes, principalement d'une diarrhée bilieuse et séreuse, d'insomnies continuelles, d'hémorroïdes, enfin d'une décomposition totale du corps, dégénéra en fièvre lente symptomatique telle que l'a décrite autrefois cette grande lumière de notre École, Jean Fernel (22) liv. IV, *Patholog.* ch. xvi,

moins partout, l'appellation que Lipse lui décerne. Dans tout ce que, par suite d'une haine innée et dont il ne fait pas mystère pour la médecine, il a débité contre la nécessité d'y recourir, je tâcherai de prouver qu'il n'y a que mensonges et mauvaises plaisanteries, κ᾽δὲηλα *esse* καὶ τοῦ πονηροῦ σκώμματος. » Voilà pour la médecine ; voici pour les médecins : « C'est approcher de bien près la calomnie que d'imputer aux médecins de faire traîner les malades, de retarder leur guérison, et d'agir de manière à les maintenir dans la nécessité d'avoir perpétuellement besoin d'eux. » Montaigne dit, en effet, liv. II, ch. xxxvii : « Les médecins ne se contentent pas d'avoir la maladie en gouvernement, ils rendent la santé malade, pour qu'on ne puisse en aucune saison échapper leur auctorité. « Mais puisqu'en disant cela, Montaigne ne fait qu'*approcher de la calomnie*, il faut donc croire qu'il ne calomniait pas tout à fait les médecins, et qu'il y a du vrai dans sa remarque. Du reste presque tout ce chapitre xxxvii n'est que le développement de sa thèse contre la médecine et les médecins ; il y appelle à son aide les poètes, les opinions populaires, les brocards des esclaves de la comédie antique ; en un mot, il ne néglige aucune citation propre à justifier son mépris pour les suppôts d'Esculape, les mystères, les trucs, si l'on peut dire, et la vanité de leurs procédés. Guy Patin connaissait sans doute cette diatribe ; comment donc a-t-il l'air d'être surpris des attaques de Beverwyck, quand il aurait dû les trouver toutes naturelles ?

(20) Même remarque sur ces trois médecins que celle qu'on a faite note 2, page 7, sur René Moreau.

(21) Jacques et non pas Robert Miron, comme il est nommé dans la *Biographie générale*, cousin de la femme de Guy Patin, (Let. CCVIII) était fils de François Miron, prévôt des marchands de 1604 à 1606. Il exerça lui-même cette charge, après avoir été ambassadeur en Suisse, et intendant de justice en Languedoc, de 1631 à 1635 (Let. CCIV). Il n'y avait pas longtemps qu'il était président des enquêtes, quand il mourut en juillet 1640, et non pas 1641 comme le dit encore la même *Biographie*. A ce propos, j'observerai qu'il doit y avoir une faute d'impression dans le chiffre de la date de cette mort, 1642, tel qu'il est donné, (Let. CCCXXVI), par Guy Patin lui-même ; à moins que Guy Patin écrivant cette lettre dix-huit ans (en 1658, après la mort de Miron, en ait oublié la date exacte ; ce qui est fort possible)

(22) Même remarque que ci-dessus notes 9 et 20.

vers la fin. Le président ayant dû se mettre au lit, y resta
environ cinq mois, pendant lesquels on combattit le mal par
tous les moyens curatifs possibles. Mais tout l'art de la médecine y échoua, et le malade mourut tout doucement, sans douleurs violentes et sans coliques. Auguste lui-même n'eût pu
espérer, ni souhaiter une mort plus calme, plus exempte de
toute sorte de souffrances, telle en un mot que celle qu'il avait
accoutumé d'appeler εὐθανασία (23). Douze heures après, le
corps fut ouvert, moi présent avec plusieurs autres. Parmi les
observations que j'ai faites à cette occasion, et dont je vous
envoie la liste dressée par moi pour les parents du défunt,
j'indiquerai avant tout la suivante. Le rein droit dont souffrait cruellement le malade depuis dix ans, et qui lui causa
souvent des douleurs néphrétiques, fut trouvé tout pourri et
n'offrant plus qu'un amas de sang corrompu. Il y avait au
milieu, dans une cavité, un calcul oblong, oblique et, pour
ainsi dire, corniculaire. Il y avait déjà longtemps sans doute
que ce rein, non seulement pourri et sanieux, mais encore
tout gangrené et tout corrompu, ne faisait plus ses fonctions,
destitué qu'il était du pouvoir de séparer le sang et d'en dé-
gager la partie séreuse. Comment aurait-il pu le faire, le
passage étant obstrué par un énorme calcul, et sa propre
substance étant arrivée à ce point de putridité qu'il n'avait
plus rien du rein que la forme et l'enveloppe, et qu'il ne
contenait plus que du sang corrompu et très noir ? Et cependant les urines ne cessèrent de couler pendant toute la durée
de la maladie, circonstance que j'ai d'ailleurs observée pendant
quinze ans, dans cette ville populeuse et féconde en calculeux.
Donc, il n'est pas toujours vrai qu'un rein étant obstrué, l'autre suspende immédiatement ses fonctions, alors que la plupart
des malades, par le bénéfice de cet autre rein, urinent jusqu'au dernier moment de leur vie.

Je soumets tout cela, illustre Beverwyck, à votre jugement,

(23) « Il expira tout à coup entre les bras de Livie, en lui disant :
« Adieu, Livie, et souvenez-vous de notre union ; adieu. » Ce furent ses
dernières paroles. Sa mort fut douce, et telle qu'il l'avait toujours désirée;
car lorsqu'il entendait dire que quelqu'un était mort promptement et sans
douleur, il souhaitait à lui et aux siens une pareille εὐθανασίαν (mort heu-
reuse), mot grec dont il se servait habituellement ». Suétone, Aug. ch. xcix.

et j'attends de vous une lettre où vous me le ferez connaître, si toutefois vous n'avez rien de mieux à faire, et si vous vous sentez en humeur de m'écrire. Adieu, encore une fois, adieu.

Votre très dévoué et très obéissant serviteur,

GUY PATIN, de Beauvais,
docteur médecin de Paris.

RÉPONSE

DE

BEVERWYCK

SOMMAIRE

Le coma qui se produit par suite de la suppression des urines est guéri par le calcul (*a calculo curatum*) comme les convulsions et la cécité.

Jean BEVERWYCK à Guy PATIN, docteur médecin de Paris, salut,

Très illustre et très excellent monsieur, un jeune érudit, Sébastien Hogendyk (24), m'écrivit de Padoue, où il avait été reçu docteur et d'où il est revenu, qu'il avait salué, à Paris, un médecin célèbre, Guy Patin, lequel, disait-il, devait bientôt m'écrire. Tandis que j'attendais sa lettre avec une impatience incroyable, elle me fut enfin apportée par le très noble Clotowyk (25). Je n'ai pas été moins profondément touché de la candeur des sentiments qu'elle exprime, que je n'en ai admiré la merveilleuse érudition. Vous avez bien raison d'y déplorer la triste condition des personnes affligées de la pierre. Quant à moi, j'aimerais mieux avoir je ne sais quoi de commun avec les grands hommes que ce privilège *érasmien* si peu aimable, hélas! Je le soutiendrai même devant un tribunal de stoïciens. Denys d'Héraclée avait appris de Zénon à être courageux, la douleur le lui désapprit; car, comme il souffrait beaucoup des reins, dit Cicéron, il s'écriait, dans le

---

(24) Je n'ai pu découvrir quel est ce jeune érudit. J'aime à croire qu'il a justifié par quelque écrit le titre sous lequel il est ici désigné; mais je n'ai pu m'en assurer, nos Biographies ne donnant pas son nom.

(25) Ce noble personnage m'est également inconnu.

paroxysme de la douleur, qu'il était faux qu'il souffrît (26).
Peut-être que la vie sédentaire de ceux qui sont toujours penchés
sur les livres les expose à cette infirmité. Mais la politique (27) et
la médecine ne me permettent pas ce genre de loisir. Cependant, avec le grand Érasme, s'il y a en cela quelque gloire,
je me plains aussi de la pierre. Voyez ce que dit Martial (28) :

Certes, j'aimerais mieux être le dernier des poètes que le
premier des calculeux, et je suis, selon toute apparence, presque
aussi près de l'un que de l'autre. Le peu de vers que j'ai
faits, vers cicéroniens quoique grecs, ne sont admirés de personne (29) ; les calculs que j'ai rendus, le dernier surtout,
sorti par le gland, le sont de tout le monde. Je m'évertue à
trouver le moyen d'extirper cette végétation odieuse jusqu'à la
racine et la racine elle-même, car il est surprenant combien
peu d'efforts et combien peu de progrès les maîtres de notre
art ont faits à cet égard. Le reste s'appuyant sur Hippocrate et
Galien, dort sur les deux oreilles, tandis que les derniers
venus, négligeant de scruter plus avant, opinent comme ont
fait les premiers.

(26) « Tourmenté d'un mal de reins, il hurlait, il criait de toutes ses
forces que ce qu'il avait cru de la douleur était bien faux. Arriva Cléanthe,
son condisciple, qui lui demanda par quelle raison il changeait de sentiment : « Parce que, dit-il, un bon argument pour prouver que la douleur
est un mal, c'est de ne pouvoir la supporter, après qu'on a si longtemps
étudié la philosophie. Je l'ai étudiée plusieurs années, et je ne puis supporter la douleur ; c'est donc un mal. » À ces mots, Cléanthe frappa du
pied la terre, et cita, dit-on, cet endroit des *Épigones* :

> Quoi, d'Amphiaraüs aux enfers descendu
> Cet insolent propos sera-t-il entendu ?

» Par là Cléanthe désignait Zénon dont il était fâché de voir la doctrine
dégénérer. » (Cicéron, *Tusculanes* l, ch. xxv, traduction de la collection
Nisard.)

(27) Il était alors député de Dordrecht aux États de Hollande.

(28) Épigramme, II, 89, vers 3 et 4.

> Carmina quod scribis Musis et Apolline nullo,
>   Laudari debes, hoc Ciceronis habes (a).

(29) Je n'ai pas trouvé ces vers grecs de Beverwyck dans les écrits de cet
auteur que possèdent nos bibliothèques.

a) « De ce que tu fais des vers sans en avoir le congé d'Apollon et des
Muses, tu es digne d'éloges, ayant cela de commun avec Cicéron. »

Depuis des siècles il n'a rien été dit là-dessus par quantité
d'auteurs qui n'ait été dit auparavant et redit à satiété. C'est du
chou recuit (30). Les chimistes ont fait quelques essais et n'y ont
point été malheureux (31). Marchant sur leurs traces, non seulement je porte mes investigations sur tout, mais je sollicite
les conseils des bons médecins partout où il y en a, et entre
autres de l'illustre Moreau, votre collègue (32). Permettez-moi
d'y ajouter Naudé, notre bon ami à tous deux. Son traité *De
studio militari*, présent de l'auteur, je l'ai vu, lu et approuvé (33). Eh ! comment n'aurais-je pas approuvé un livre
qui a reçu les éloges de l'excellent et docte poète Nicolas de
Bourbon (34), duquel j'admire hautement et par dessus tout
le génie et les vers ? Mais rien de plus sublime que le jugement
de Grotius (35), l'honneur sans égal de sa patrie, quoique,
hélas ! Grotius ne semble pas être né pour elle. Le plus grand
des poètes et de ses amis, Cl. Heinsius, était prophète, lorsqu'il
y a vingt-six ans, il disait dans l'épigraphe mise au bas du
portrait de Grotius (36) :

(30) Κράμϐη δὶϛεφθος. Suidas dit qu'on avait coutume autrefois de manger
du chou dans les repas, mais que ce chou recuit donnait de si fortes nausées
que les Grecs en firent ce proverbe par lequel ils exprimaient le dégoût.
Car toutes les fois qu'ils parlaient d'une chose redite plusieurs fois et non
sans ennuyer les gens, ils disaient δὶϛ κράμϐη θάνατος, c'est-à-dire *bis crambe
mors*. et κράμϐη δὶϛεφθος, *crambe recocta*. Politien pense que Juvénal
sat. VII, v. 154 fait allusion à cet adage, à propos d'une déclamation répétée
à satiété :

       Occidit miseros crambe repetita magistros.

(Érasme, *Adagia*, p. 145 de l'édition in-fº 1540.)

(31) Voici, je le répète, une hérésie qui dut étonner et choquer Guy Patin.
Elle coupa court à sa correspondance avec Beverwyck. Il dut craindre en effet
d'être à un moment donné entraîné sur un terrain où ses chiens et ceux de
son correspondant ne pouvaient chasser ensemble.

(32) Voy. la note 9 de la page 9.

(33) Voy. la note 6 de la page 7.

(34) Voy. la note 7 de la page 8.

(35) Voy. la note 8, p. 9. *Sublimius!* C'est une conjecture de Beverwyck, car
Guy Patin n'a pas formulé ce jugement.

(36) Voici l'épigraphe entière :

       Depositum cœli quod jure Batavia mater
         Horret, et haud credit se peperisse sibi ;
       Talem oculis, talem ore tulit se maximus Hugo ;
         Instar crede hominis, cætera crede dei.

Heinsius fit ces vers en 1614, pour être mis au bas du portrait de Grotius,
avec qui il avait vécu dans la plus intime union pendant leur jeunesse ; mais
les divisions arrivées dans la République batave les séparèrent, et ils devinrent
à la fin ennemis déclarés.

Depositum cœli quod jure Batavia mater
Horret, et haud credit se peperisse sibi : (a)

J'accepterai *batariquement (b)* le livre que vous m'offrez.
Confiez-le au R. P. Mersenne (37), qui envoie ordinairement
ses ouvrages au gouverneur de Zulichem, conseiller du prince
et de mes bons amis. Je vous rends mille grâces de votre
portrait ; je le placerai dans ma galerie parmi ceux des personnes qui me sont le plus chères. Notre Lipse a raison de dire
que nous sommes naturellement très curieux de connaître les
portraits des grands hommes, et ces corps où comme dans un
logis habite l'esprit qui vient du ciel (38). Ils semblent inciter
les âmes bien nées à acquérir aussi le mérite de la science,
et produire sur elles le même effet que les trophées de Miltiade
produisaient sur Thémistocle. Suivant donc une louable coutume des anciens, j'ai dans ma bibliothèque peints ou gravés
des portraits de savants hommes, parmi lesquels est désormais
le vôtre joint à ceux d'Érasme, de Grotius et d'autres célébrités
de ce genre. Un très habile graveur, qui faisait le mien, est
mort avant de l'avoir achevé. Depuis, je ne m'en suis plus mis
en peine. A vous cependant et aux amis qui m'ont envoyé le
leur, je dois par réciprocité le mien, comme souvenir de
mon amitié et pour les entretenir dans celle qu'ils m'ont
témoignée.

J'ai écrit un *Thesaurus sanitatis,* mais c'est dans la langue de
mon pays (39) ; rien donc d'étonnant à ce qu'il ne soit point
arrivé jusqu'à vous, de même qu'un autre écrit dans la même
langue, l'année précédente, sur l'excellence du sexe féminin (40).

(a) « Dépôt du ciel que la Hollande, sa mère, a raison d'avoir en hor-
reur, et qu'elle ne croit pas avoir engendré pour elle »

(b) C'est-à-dire sans les cérémonies dont on fait usage chez vous, et que
nous autres Hollandais, nous dédaignons.

(37). Voyez sur le P. Mersenne l'excellent article de M. Hauréau, de l'Ins-
titut, dans la *Biographie générale.*

(38) Quelque connaissance que j'aie des nombreux ouvrages de Juste
Lipse, ayant dû en parler, lorsque j'ai écrit sa vie (Voy. *le Triumvirat
littéraire au XVIᵉ siècle),* je ne me rappelle pas avoir été frappé de ce lieu
commun, et, par conséquent, je n'ai pas pris note de l'endroit où Lipse l'a
formulé. Je crois cependant que c'est dans une de ses lettres.

(39) Voy. note 16, page 12.

(40) *De Excellentia fœminini sexus,* Dordr., 1636, in-12, et en flamand
1643, in-12. Voy. note 17 sur le *De vitæ termino.*

J'avais fait d'abord ce dernier en latin pour Anne-Marie Schurman, cette noble fille et ce prodige d'érudition dont j'ai publié la lettre *de Vitæ termino* avec quelques autres. D'autres encore suivront incessamment cette même lettre.

J'ai publié jadis un *Encomium medicinæ* (41); c'est une œuvre d'enfant; j'y ai ajouté une réfutation de Montaigne. Ni l'un ni l'autre ne sont dignes de passer sous vos yeux.

Quant à ce que vous voulez bien me dire, qu'il n'est pas toujours vrai que l'obstruction d'un rein empêche le fonctionnement de l'autre, vous avez raison. Moi-même je n'ai point affirmé cet empêchement, ayant ainsi que vous, observé souvent le contraire. J'ai noté seulement comme une chose qui valait la peine de l'être, que j'avais été plus d'une fois témoin de ce fait avec Vallès, repris à tort à ce sujet par Pereda (42). Vous me citez l'exemple de Miron (43), en voici deux autres qui me semblent très dignes de remarque.

J'ai écrit page CXX (44), que ceux qui, par la suppression des urines, tombent dans l'assoupissement, dorment d'un sommeil continu occasionné par l'empoisonnement que l'urine communique au cerveau. Si cet empoisonnement n'est pas complet, mais qu'il porte seulement le malade au sommeil, un écoulement d'urine survenant, le malade peut recouvrer la santé. Un quinquagénaire qui vit encore et qui faillit mourir il y a deux ans, très sujet aux douleurs néphrétiques et arthritiques, avait été atteint d'une suppression totale d'urine, avec vomissements continus et douleurs violentes aux deux côtés de l'hypocondre. Ces douleurs se faisaient sentir jusque dans les reins. Après avoir employé les lavements, les fomentations, les décoctions et les poudres diurétiques, il rendit enfin le cinquième jour quelques gouttes d'urine. Le matin du même jour, une petite ventouse lui avait été appliquée trois fois aux deux côtés, un peu au-dessous de l'endroit douloureux; il m'assura depuis en avoir senti une attraction certaine et comme

(41) Voy. note 19, page 12.

(42) François Vallès et Pierre Paul Pereda, deux médecins espagnols. Voy. la *Bibliothèque médicale* de Manget, et la *Biblioteca hispana* d'Antonio.

(43) Voy. la note 21, page 13, et le passage de la lettre de Guy-Patin qui y a donné lieu.

(44) Du traité indiqué note 2, page 6.

un mouvement des calculs. Cependant, il respirait difficilement, avait la voix rauque et une somnolence intermittente ; il se plaignait que l'urine avait déjà dépassé la poitrine et qu'elle gagnait la gorge. Moi aussi quand je le vis, vers le soir, céder au sommeil, je craignis, comme je l'avais vu souvent, que ce fût là le prélude de sa dernière nuit :

Nox hæc perpetuo una dormienda (45).

C'est pourquoi j'avertis les personnes présentes, lesquelles pensaient, comme il se voit communément, que le sommeil est de bon augure, que le malade était dans le plus grand danger, et, comme on dit, entre l'enclume et le marteau. Certes, à ceux que l'ischurie provoque au sommeil on peut appliquer ces vers :

... Πάντεσσιν ἐπὶ ξυροῦ ἔσταται ἀκμῆς,

Ἢ μάλα λυγρὸς ὄλεθρος Ἀχαιοῖς ἠὲ βιῶναι (46),

« Ou une mort très funeste, ou la vie est pour les Grecs sur le tranchant du rasoir. »

Un grand nombre de ces malades cessant à la fin, ainsi que leurs familles, de se plaindre et de se lamenter, semblent vivre doucement. puis s'éteignent sous l'influence du coma. Et ainsi, comme dit le poète :

Illis dura quies oculos et ferreus urget (a)

Somnus, in æternam clauduntur lumina noctem (47)

Mais notre malade ayant pris deux fois d'un apozème, et de grand matin, onze gouttes d'huile de genièvre avec du vin du Rhin, vida peu après un calcul oblong et pointu qui fut suivi d'une grande quantité d'urine très chargée de sang. Par quoi

(45) Catulle, *Carmen* V, vers 6.

(46) *Iliade*, X, vers 173, 174. Ce sont les paroles que Nestor adresse à Diomède, avant que celui-ci ne parte avec Ulysse comme espions, pour le camp des Troyens. Pour rendre ce passage plus clair, il faut le paraphraser un peu : « Mais les Grecs sont dans une situation critique ; leur sort est suspendu comme sur le tranchant d'un rasoir, et il s'agit pour eux de vivre ou de mourir. » Ne voilà-t-il pas une citation bien placée, à propos de l'ischurie!

(a) « Ils reposent péniblement ; un sommeil de fer s'appesantit sur leurs yeux ; ils entrent dans la nuit éternelle. »

(47) Virgile. *Énéide* X, v. 745, 746. Il y a dans le poète *Olli dura quies*, qui se rapporte à Orodes tué par Mézence.

délivré de la douleur excessive de l'hypocondre droit, il ne
laissa pas que de la ressentir au gauche, avec vomissement
continu et violent (l'urine pendant ce temps-là cou.ant sans
obstacle et avec abondance, très sanguinolente et comme mêlée
de râclures de l'urètre) jusqu'au onzième jour où le matin il
dit qu'il n'éprouvait plus de douleur, mais se plaignit de dy-
surie. C'était une marque que le mal était descendu dans la
vessie. C'est pourquoi pour faire un pont à l'ennemi qui se
disposait à fuir, j'administrai de nouveau de la poudre diuré-
tique, laquelle, trois heures après, fit sortir deux calculs de la
grosseur d'un pois, et dans un même espace de temps deux
autres à peu près de la même grosseur. Alors le vomissement
cessant ainsi que les autres symptômes et surtout ce funeste
sommeil, le malade échappa heureusement au terrible danger
dont le menaçait ce frère consanguin et dans ce cas ce compa-
gnon de la mort, θανάτοιο συνέμπορος, comme dit Coluthus (48).
Maintenant, grâce au bon vin du Rhin dont il est marchand,
il fait disparaître les dernières traces de ce qui lui causait de si
terribles inquiétudes.

Mais comme on voit souvent le coma se manifester par suite
de la non évacuation des urines, de même il est rare, et je ne
sais si le cas a jamais été signalé, que la convulsion résulte
de leur suppression (à quoi il est cependant possible qu'Hippocrate fasse allusion dans ses *Conques* (49) où il dit que l'urine
supprimée et surtout avec des douleurs de tête, menace de
convulsions), ainsi que la cécité. J'ai vu un enfant atteint de
l'une et de l'autre et guéri. Le fils d'un sénateur de Dordrecht,
âgé de cinq ans, ayant passé trente-six heures sans uriner,
tomba dans des convulsions horribles, accompagnées de grands
cris, et, dès le premier paroxysme, devint aveugle. Après
avoir été ainsi torturé pendant huit jours, et avoir éprouvé
environ vingt paroxysmes, il vida enfin par la verge, avec un

(48) Ὕπνος ἔχει θανάτοιο συνέμπορος. C'est ce que dit Coluthus, parlant
d'Hermione, sœur d'Hélène, lorsqu'elle s'endort, lasse d'avoir exhalé sa douleur. Voy. l'*Enlèvement d'Hélène*, vers 356 et 357. — *Et consanguineus Leti
sopor*, dit Virgile, *Énéide* VI, v. 278. — Et Homère: ὕπνῳ κασιγνήτῳ
θανάτοιο, *Iliade* XIV, v. 231.

(49) « La vessie interceptée, surtout avec céphalalgie, a quelque chose de
spasmodique. » *Conques*, t. V, p. 719, § 577, de la traduction de Littré.

flux copieux d'urine, un calcul poussé jusque là par la vertu des médicaments. Depuis lors cependant, il eut encore quatre fois des convulsions. Le neuvième jour, au matin, il était encore aveugle; je le purgeai. Le soir, il recouvra la vue qu'il perdit de nouveau au retour des convulsions. Enfin, bientôt après la vue lui revint définitivement, et il est resté depuis quelques années sans accidents. Dans le cas dont il s'agit, l'urine ne paraît pas avoir baigné la substance du cerveau, comme dans le cas de coma, mais l'avoir troublé par son contact et en avoir irrité les membranes. Alors le cerveau faisant effort pour se débarrasser de ce qu'il sentait lui être nuisible, provoquait des convulsions. Qu'il n'y ait eu là aucune obstruction, c'est ce qui apparaît manifestement en ce que la cécité s'était produite tout à coup et avait disparu de même.

Voilà ce que j'ai voulu répondre aussitôt à l'aimable lettre où vous avez la bonté de me consulter. D'ici à peu de jours je publierai la vôtre conjointement avec celle d'autres personnes. C'est pourquoi je souhaiterais que de la ville où vous êtes et qui est le marché de toute sorte de science, on vînt à votre exemple aider à mes efforts et au bien du public, le très excellent docteur Moreau principalement à qui j'ai adressé par le P. Mersenne une réponse qui lui a été remise sans doute. Adieu, grand homme, continuez à rendre heureux ainsi que vous avez commencé, et par votre amitié et par vos doctes écrits celui qui est plein de considération pour vous.

Dordrecht, le 3 des calendes d'août 1640. »

Ma prévention pour l'esprit de Guy Patin, très justifiée d'ailleurs par sa correspondance française, ne m'empêchera pas de reconnaître qu'il y a moins de cette qualité dans sa lettre que dans la réponse, et qu'autant celle-là est lourde, *professorale*, autant celle-ci est dégagée, et sent son homme du monde sans préjudicier au savant.

Au surplus, en publiant de nouveau, mais traduite, la lettre de Guy Patin, on a eu pour principal objet de donner un spécimen de la manière dont ses lettres françaises devront être annotées, s'il se trouve enfin un éditeur qui veuille les tirer de l'état déplorable où les a laissées le bon docteur Réveillé-Parise.

IMPRIMERIE CHAIX. — RUE BERGÈRE, 20, PARIS — 27354-2.

Imprimé en France
FROC021228220120
23240FR00018B/484/P